CONSIDÉRATIONS

SUR

L'EMPLOI DE LA GLYCÉRINE

POUR L'ADMINISTRATION DU SULFATE DE QUININE

PAR

Ant. CHAUTARD

Pharmacien à Brassac-les-Mines (Puy-de-Dôme).

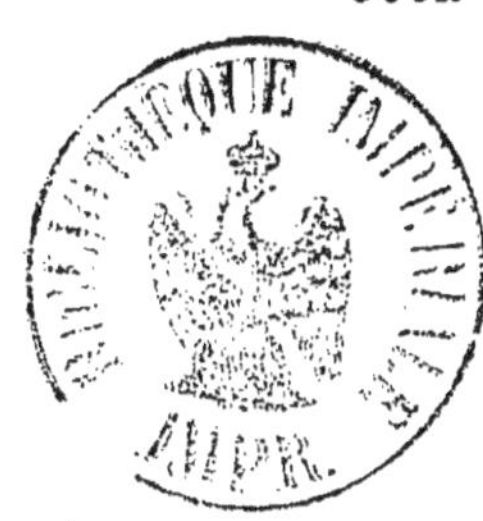

CLERMONT,
TYPOGRAPHIE DE PAUL HUBLER,
Rue Barbançon.
1861.

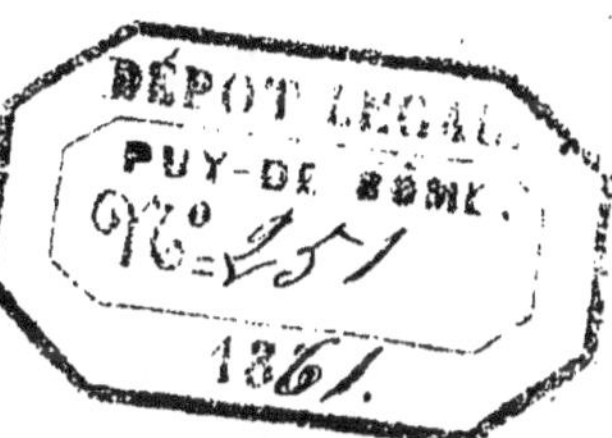

CONSIDÉRATIONS

SUR

L'EMPLOI DE LA GLYCÉRINE

POUR L'ADMINISTRATION DU SULFATE DE QUININE

PAR

ANT. CHAUTARD

Pharmacien à Brassac-les-Mines.

En publiant quelques observations sur le glycé-rolé de sulfate de quinine, loin de nous la pensée de vouloir imposer ici un médicament : nous venons seulement soumettre aux médecins nos recherches sur les avantages que présente la glycérine pour administrer le sulfate de quinine.

Nous ne voulons pas dire, en employant pareilles expressions, qu'on doive *toujours* se servir du gly-cérolé de sulfate de quinine, car alors ce serait dépasser le but que nous nous sommes proposé, le médecin étant seul juge en semblable matière.

Notre intention a été seulement de signaler l'avantage que fournit la glycérine pour administrer le sulfate de quinine sans employer *l'acide sulfu- rique*. Toutes les fois qu'un médecin prescrit à un malade du sulfate de quinine à prendre soit en potion, soit en lavement, voire même en pilules ou en sirop, il faut, pour opérer la dissolution du sel quinique, avoir recours ou à *l'acide sulfurique* ou à *l'alcool sulfurique* (eau de Rabel), à la dose de quelques gouttes. Que se passe-t-il en pareille occasion? Le voici.

Au moyen de ces quelques gouttes d'*acide*, le sulfate de quinine devient soluble, et on obtient un bisulfate de quinine, mais alors le sulfate est passé de l'état neutre à l'état *acide*, de plus cette addition d'*acide* communique à la préparation une couleur bleuâtre qui bien souvent contrarie le malade (1).

---

(1) Si nous faisons remarquer ici l'inquiétude éprouvée par le malade, au sujet de la couleur bleue communiquée au médicament *par l'acide sulfurique,* c'est que nous avons vu souvent des malades ne pas oser prendre leur potion, pensant qu'on avait pu se tromper.

Il s'agit donc de savoir si ce bisulfate de quinine jouit de propriétés fébrifuges aussi efficaces que le sulfate neutre.

Pour notre compte particulier, nous devons déclarer ici notre incompétence; toutefois nous pouvons faire connaître l'opinion de quelques praticiens. Les uns emploient toujours le sulfate de quinine avec addition *d'acide sulfurique*, même lorsqu'ils font préparer des pilules; le bisulfate leur semblerait donc jouir de propriétés plus marquées que le sulfate neutre.

Les autres au contraire cherchent toujours à administrer le sulfate de quinine à l'état neutre : dans leur opinion le sulfate acide de quinine produirait sur l'estomac ou sur l'intestin un surcroît d'inflammation que ne peuvent pas toujours tolérer ces deux organes; aussi arrive-t-il très-fréquemment que le médicament est rejeté peu de temps après son administration. Cet effet se produit surtout chez les enfants.

Ces médecins, afin de conserver le sulfate à l'état neutre, emploient un moyen que nous allons décrire. Ce moyen consiste à suspendre le sulfate de quinine dans une solution gommeuse.

En opérant de la sorte, on conserve parfaitement le sel quinique à l'état neutre; cependant il est un

reproche qu'on peut adresser à la solution gommeuse, c'est celui d'être d'une mauvaise conservation, vu la légère fermentation qui se développe au
bout d'un temps très-court. Il est bien certain qu'en
pareille circonstance, si le médecin administre au
malade un médicament fermenté, il retombe dans
le cas de donner une préparation *acide*.

Nous devons, à la vérité, dire que, ce médicament n'étant jamais préparé qu'au moment de
l'employer, il faudrait supposer un retard dans sa
prise pour que la fermentation eût eu le temps de
s'établir.

Nous ne chercherons pas à combattre tel ou tel
procédé, car ce serait nous écarter de la voie que
nous nous sommes tracée; nous dirons seulement
ceci :

L'emploi de l'acide sulfurique pour les solutions
de sulfate de quinine pouvant disparaître, nous
avons la ferme conviction que dans bien des cas, il
y aurait avantage certain; car il peut arriver qu'un
élève en pharmacie verse par mégarde un plus
grand nombre de gouttes d'*acide sulfurique* que celui
indiqué par l'ordonnance du médecin, et alors le
médicament sera *très-acide*, et ses conséquences sur
le malade pourront être très-funestes. On peut nous
dire, il est vrai, que le pharmacien doit avoir une

surveillance continue sur tout ce qui se passe dans son officine.

Répondre à cette objection nous entraînerait dans une discussion qui ne doit point figurer au milieu de ces quelques considérations. Nous avons donc pensé, afin d'obvier à tous ces inconvénients, à proposer la glycérine comme véhicule pouvant rendre de très-grands services pour administrer le sulfate de quinine sans le secours de l'*acide sulfurique;* et si jusqu'à ce jour la glycérine n'a jamais été utilisée en pareille circonstance, c'est que sans doute les moyens de purification employés n'étaient point arrivés au degré de perfectionnement voulu.

La glycérine fut découverte par Scheelé, en 1779. Ce chimiste lui donna le nom de *principe doux des huiles.* Ce ne fut que plus tard, c'est-à-dire vers 1814, que M. Chevreul, lors de ses recherches sur les corps gras, nomma cette substance *glycérine.*

La glycérine médicinale s'offre à nous sous l'aspect d'un sirop incolore : elle marque 30° à l'aréomètre de Baumé. Sa saveur est sucrée, elle n'est ni *acide* ni *alcaline;* elle jouit d'une innocuité parfaite, et elle se mélange en toutes proportions à l'eau.

En 1851, M. Cap déposa à l'académie des sciences un paquet cacheté relatif aux applications de la glycérine à l'industrie et à la médecine.

Les recherches de M. Cap ont prouvé que la glycérine pouvait dissoudre un foule de substances parmi lesquelles figure le sulfate de quinine pour 1|40 comme maximum de solubilité à la température ordinaire, soit :

Sulfate de quinine....... 1 gramme.

Glycérine pure......... 40 grammes.

Si donc la glycérine jouit des propriétés indiquées plus haut, pourquoi ne servirait-elle pas de véhicule pour administrer le sulfate de quinine, puisque ce sel s'y dissout dans les proportions déjà mentionnées.

D'après notre avis, une seule raison, comme nous l'avons précédemment annoncé, pouvait s'opposer à l'emploi de ce nouvel agent à l'intérieur : c'était celle de sa mauvaise préparation ; mais aujourd'hui où la glycérine est obtenue à l'état pur et de manière à pouvoir être administrée à l'intérieur, nous venons affirmer qu'un *glycérolé de sulfate de quinine* serait d'une utilité incontestable, et que les essais faits par les médecins établiraient la supériorité de ce produit.

Les avantages que nous offre la glycérine pour

administrer le sulfate de quinine sont les suivants :

1° Elle nous fournit une préparation (glycérolé de sulfate de quinine) limpide, d'une conservation pour ainsi dire illimitée, se mélangeant parfaitement soit à l'eau soit au sirop, et susceptible de fournir à l'instant des médicaments magistraux (potions, lavements), qui eux-mêmes peuvent se conserver, dont la couleur n'est pas altérée et dont la limpidité ne laisse rien à désirer même après plusieurs jours.

2° Elle contient le sulfate de quinine parfaitement neutre et sans aucune addition d'*acide sulfurique*.

3° D'une innocuité parfaite, elle peut être administrée à l'intérieur sans inconvénient pour le malade.

Toutes ces considérations nous ont conduit à faire divers essais pharmaceutiques dont nous allons entretenir les médecins en les priant d'avoir égard à notre bonne volonté.

Nous avons préparé un glycérolé de sulfate de quinine d'après les proportions indiquées par M. Cap, c'est-à-dire au 40° :

Sulfate de quinine........   40 grammes.
Glycérine pure............   1,600 grammes.

Cette solution quinique, si nous pouvons nous exprimer ainsi, a été employée de diverses manières que nous allons indiquer.

1° Trois cents grammes ont été renfermés dans un flacon et ont été portés dans un lieu dont la température était assez élevée : nous avons laissé notre glycérolé exposé à cette même température pendant plusieurs mois, après lesquels nous avons pu nous convaincre qu'il était parfaitement conservé.

2° La même quantité de glycérolé, portée à la cave pendant le même laps de temps, n'avait pas subi la moindre altération lorsque nous avons voulu l'examiner.

3° Divers mélanges ont été faits, les uns avec de l'eau ordinaire, d'autres avec de l'eau distillée, d'autres enfin avec des décoctions de guimauve et de pavots.

Ces mélanges, contenant tous le glycérolé de sulfate de quinine à la dose de dix, vingt, trente, quarante grammes, c'est-à-dire représentant 25 centigrammes, 50 centigrammes, 75 centigrammes et 1 gramme de sulfate de quinine pour cent grammes de liquide, tous ces mélanges, disons-nous, ont été exposés dans divers milieux à température différente où nous les avons laissés pendant un mois. Ce temps écoulé, tous ces mélanges ont été examinés et tous étaient très-bien conservés. Ceux qui étaient préparés soit avec l'eau ordinaire, soit avec l'eau distillée, étaient d'une limpidité parfaite, et il n'y existait point la moindre trace d'un précipité quelconque. Leur aspect était celui de l'eau ordinaire.

Quant aux mélanges préparés avec les décoctions de guimauve et de pavots, ils n'avaient subi aucune altération : leur couleur, leur odeur, leur limpidité étaient celles d'une décoction récemment préparée. Nos essais ont été souvent répétés; chaque fois nous avons opéré avec des proportions différentes, soit de glycérolé de sulfate de quinine, soit de liquide, et nous avons toujours obtenu un résultat très-satisfaisant.

De tout ce qui précède, on peut conclure que la glycérine serait un moyen très-heureux pour administrer le sulfate de quinine; elle aurait, comme nous l'avons déjà dit, l'avantage de fournir aux médecins :

1° Un médicament contenant le sulfate de quinine en solution parfaite et sans *acide sulfurique ;*

2° Elle serait préférable à la solution gommeuse parce qu'elle peut se conserver longtemps sans fermenter;

3° Le glycérolé de sulfate de quinine, pouvant être préparé à l'avance et être dosé d'après les proportions déjà indiquées, serait d'une utilité incontestable aux médecins éloignés des officines, car au moyen de cette préparation ils obtiendraient extemporanément, sans le secours de la balance et du mortier, des potions, des lavements fébrifuges.

En effet, la glycérine ayant la densité d'un sirop, c'est-à-dire vingt grammes représentant exactement une cuillerée à bouche, chaque cuillerée contiendrait donc 50 centigrammes de sulfate de quinine; de cette façon le médecin, en ajoutant une ou plusieurs cuillerées de glycérolé de sulfate de quinine, soit à de l'eau édulcorée par un sirop à son choix, soit à une décoction quelconque, obtiendrait de suite une potion ou un lavement fébrifuge contenant 50 centigrammes de sulfate de quinine par chaque cuillerée de glycérolé employé. Un simple mélange suffirait pour la préparation du médicament, et le médecin agirait d'une manière très-précise quoique n'ayant pas une balance à sa disposition.

Pendant le cours de nos recherches sur le glycérolé de sulfate de quinine, nous avons tenu à avoir l'avis de divers praticiens, et nous sommes heureux de trouver ici l'occasion de les remercier des encou-

ragements qu'ils nous ont donnés et de l'empresse-
ment qu'ils nous ont promis de mettre à l'essai de
notre préparation.

Avant de terminer, nous devons signaler une observation faite par un praticien que nous avons
consulté. Voici sa réponse :

« Je considère votre idée comme très-heureuse;
» je crois que cette préparation est appelée à rendre
» de grands services, mais je crains que le glycérolé
» ne soit pas complètement absorbé et qu'une por-
» tion soit rejetée, soit par l'estomac, soit par
» l'intestin, car il me semble que votre glycérolé
» produira sur ces deux organes l'effet d'un corps
» huileux, c'est-à-dire qu'il ne sera pas toujours
» bien toléré. »

Nous comprenons très-bien une semblable obser-
tion et nous la croyons très-juste, seulement nous
devons dire que nous n'avons jamais eu la pensée de
faire administrer notre *glycérolé de sulfate de quinine*
pur, et que ce qui a pu donner lieu à l'observation
précédente de la part de cet honorable praticien,
est dû aux trop brèves explications que nous lui
avions données; aussi avons-nous jugé convenable
de faire connaître quelques formules que nous
avons employées et dont le résultat nous a été si
favorable :

Pᴿ. Glycérolé de sulfate de quinine.... 10 gr.

Sirop de baume de tolu.......... 30 gr.

Eau ordinaire.................. 60 gr.

Cette potion contient 25 centigrammes de sulfate de quinine.

Pᴿ. Glycérolé de sulfate de quinine.... 20 gr.

Sirop d'écorces d'oranges amères.. 30 gr.

Eau distillée.................. 70 gr.

Cette potion contient 50 centigrammes de sulfate de quinine.

Pᴿ. Glycérolé de sulfate de quinine.... 40 gr.

Décoction de guimauve et de pavots. 80 gr.

Pour un quart de lavement qui contiendra un gramme de sulfate de quinine.

Nous pourrions reproduire ici un tableau complet de formules de potions et de lavements contenant des doses plus ou moins fortes de glycérolé de sulfate de quinine, mais alors ce serait peut-être dépasser notre but. Les médecins pourront, à leur gré, formuler telle préparation qui leur conviendra. La condition essentielle à remplir sera de se rappeler que *notre glycérolé de sulfate de quinine* contient 1 gramme de sulfate de quinine pour 40 grammes de glycérine.

Nous terminerons en faisant observer que dans tous nos essais, la *glycérine blanche officinale de*

Dalpiaz est la seule que nous ayons employée, cette glycérine nous ayant paru la plus pure et la plus convenable.

Ant. **CHAUTARD.**

Brassac, le 10 août 1861.